AF249862

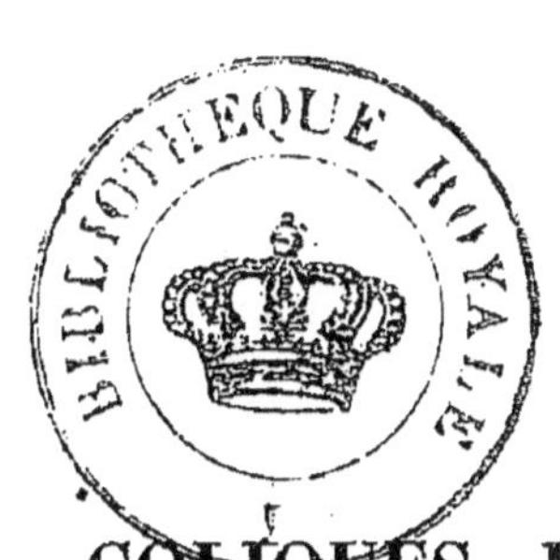

COLIQUES HÉPATIQUES.

HYDATIDES.

———

1846

LYON,

IMPRIMERIE DE MARLE AÎNÉ,

RUE ST-DOMINIQUE, 13.

—

1846.

COLIQUES HÉPATIQUES. — HYDATIDES.

OBSERVATION DE M. THÉODORE PERRIN.

Si la plupart des maladies reconnaissent pour cause une fausse direction des forces de la vie, un défaut d'équilibre dans les fonctions organiques dont la conséquence est d'amener des altérations funestes, on peut affirmer que, le plus ordinairement, les guérisons ne s'opèrent que par des réactions générales ou partielles, qu'à l'aide de cette force médicatrice de la nature, dont le but est la conservation de l'individu.

Dans le plus grand nombre de cas, la nature agit mystérieusement et comme à notre insçu; mais il est des circonstances où ce travail se fait d'une manière trop visible pour qu'il soit possible de le méconnaître.

Telle est l'observation suivante :

Mlle R...., âgée de 50 ans, d'un tempérament lymphatique, ayant une certaine obésité, depuis longtemps valétudinaire, éprouva, à la fin de janvier 1846, une augmentation de fatigue et de malaise qui la forcèrent de garder le lit. Le 26 du même mois, elle me fit appeler, et je la trouvai en proie à de vives douleurs ayant leur point de départ dans la région épigastrique. Le 31 janvier, ces douleurs, qui paraissaient s'être amendées, reparurent subitement avec violence ; elles étaient accompagnées de nausées, de vomissements ; le ventre était météorisé, douloureux ; la langue blanche, le pouls petit, concentré.

Des fomentations émollientes, des embrocations huileuses produisirent peu de soulagement ; un laxatif procura des évacuations abondantes, les douleurs cessèrent : mais il resta un sentiment de plénitude, un état douloureux du foie et de l'estomac, indice de la persistance des accidents. La malade me fit alors le récit des souffrances et des indispositions qui avaient précédé cette maladie.

Après une fièvre grave qui eut lieu en 1820, Mlle R... eut habituellement des frissons irréguliers suivis de transpirations abondantes, il se fit une perversion notable dans la caloricité : un membre était quelquefois brûlant, tandis que celui du côté opposé était froid ; et ces alternatives de chaud et de froid avaient lieu sans règle fixe et se manifestaient tantôt sur un point, tantôt sur un autre.

Le refroidissement de la tête déterminait le vomissement, qu'on ne pouvait faire cesser qu'en rappelant la chaleur à la tête en la couvrant de coton.

En 1838, la transpiration devint poisseuse, gluante ; lorsqu'elle était abondante, elle donnait au linge une couleur rouillée et la fermeté que laisse l'eau amidonnée ; quelquefois ces transpirations étaient sanguinolentes et tachaient le linge en rouge.

L'alimentation animale était la seule que la malade pût supporter ; toute infraction à ce régime donnait lieu à un malaise *sui generis*, à une sorte d'inanition que la malade désignait sous le nom de *mal de maigre*, et qu'elle faisait cesser en mangeant du lard.

Le foie était très développé, il dépassait les fausses côtes ; une fluctuation se faisait sentir au-dessous de cet organe. Le ventre était météorisé et douloureux au toucher; la station était pénible , elle augmentait toutes les douleurs et forçait la malade à se tenir inclinée en avant.

De nouvelles coliques se déclarèrent trois semaines après les premières : elles eurent plus de violence , se prolongèrent davantage ; les extrémités se refroidirent , la face pâlit , les urines se troublèrent et prirent l'aspect d'une forte décoction de rhubarbe.

Ces coliques donnaient lieu à des efforts expulsifs et , peu de temps après , la malade rendait des matières liquides abondantes, glaireuses, où se trouvaient des hydatides et des concrétions de matières friables.

Cet ensemble de signes, de symptômes ne pouvait laisser de doute sur le diagnostic ; tout indiquait un vice de sécrétion du foie , une véritable colique hépatique. Il faut noter que , malgré l'ancienneté de l'affection du foie, la malade n'avait pas le teint ictérique.

Pendant quatre mois, Mlle R... eut tous les trois septenaires , à jour fixe , des coliques hépatiques accompagnées d'évacuations abondantes , dans lesquelles se trouvaient des hydatides et des calculs biliaires , une bile épaisse, gluante , ayant une certaine consistance. Ces coliques expulsives eurent lieu le 31 janvier, le 21 février , le 14 mars et le 4 avril.

Pendant ce laps de temps, le traitement consista dans l'emploi des fomentations , des bains , des boissons délayantes pour calmer les douleurs. Pendant la rémission, l'eau salée , l'huile de ricin furent conseillées contre les hydatides , les extraits de plantes apéritives , les préparations hydrargiriques pour modifier le mode de sécrétion du foie, les lavements laxatifs sur la fin des crises pour faciliter l'expulsion des matières hétérogènes, les sangsues au siége. Quoique les douleurs fussent excessives, l'opium ne fut point administré pendant les crises, il aurait pu paralyser les efforts expulsifs et nuire à la solution de la maladie ; seulement, lorsque les douleurs se prolongeaient après les évacuations, que la malade avait des spasmes nerveux, que le pouls et les autres signes indiquaient un état spasmodique, alors seulement les hypnotiques étaient administrés.

Après la colique du 4 avril, qui fut la dernière, Mlle R... était toujours souffrante : le foie était toujours douloureux et proéminent ; la malade ne pouvait supporter la plus légère pression ; les fonctions digestives ne se faisaient que très imparfaitement, l'insomnie persistait ; cependant il n'existait pas de fièvre, et l'état général était satisfaisant.

M. Prunelle, appelé en consultation le 17 avril, après une exploration attentive, pensa qu'il existait une inflammation chronique du foie, un vice de sécrétion de cet organe ; il n'osa se prononcer sur la durée et l'issue de la maladie ; il ajouta au traitement l'usage des sucs d'herbes, des fruits rouges que la saison promettait de donner; la continuation des fondants, de l'application des sangsues au siége de mois en mois, le régime végétal; et si une amélioration avait lieu, et qu'au mois de juillet la malade pût supporter la voiture, il conseillait les eaux de Vichy.

Le traitement indiqué fut suivi avec exactitude ; les souffrances diminuèrent, et le 12 mai la malade fut assez

forte pour se rendre à l'Eglise et accomplir un vœu for-
mé pendant sa longue et cruelle maladie; à dater de
cette époque la malade entra en convalescence, et aujour-
d'hui la guérison est complète.

Il est probable que les derniers calculs et les derniè-
res hydatides furent rendues pendant la colique hépatique
du 4 avril, et que les souffrances qui persistaient encore, provenaient des efforts d'expulsion de l'appareil biliaire, des déchirements qui avaient dû se faire dans les
conduits hépatiques.

L'expulsion des hydatides par l'intestin fut le fait le
plus remarquable de cette maladie et celui qui pouvait
jeter quelque doute sur sa terminaison. On sait que ces
acéphalocystes s'observent plus souvent dans le foie que
dans les autres organes : tantôt ils sont renfermés dans
un kyste, tantôt ils existent disséminés sur la surface de
ce viscère.

« Un homme âgé d'environ 40 ans, dit Portal, éprou-
« vait une douleur constante vers la région du foie et
« des tranchées dans le bas-ventre, il rendait avec les
« selles des corps semblables à des vésicules ; cette ma-
« ladie fut longue et se termina par la mort.

« Le cadavre ayant été ouvert, on reconnut qu'il y
« avait une cavité dans le grand lobe du foie, qui était
« pleine d'hydatides; l'intestin colon était ulcéré, adhé-
« rait au foie autour de la fosse qui contenait les hyda-
« tides, et communiquait avec elle par une ouverture
« commune. » (*Acad. des Sciences.*)

« Pierre Franck dit avoir vu, à l'hôpital de Vienne,
« un malade atteint d'un vomissement opiniâtre dans le-
« quel il rendait une grande quantité d'hydatides qui

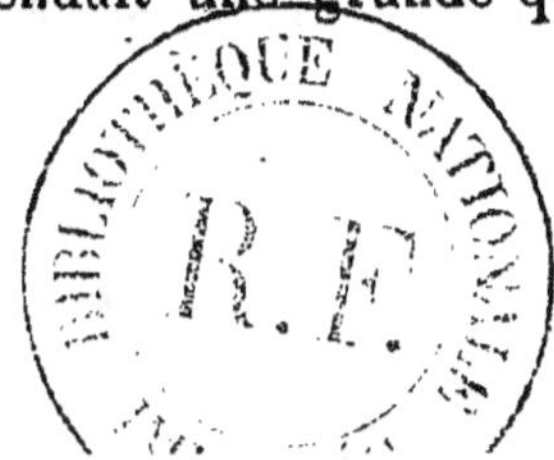

« étaient fournies par le foie , comme on le reconnut à
« l'ouverture du cadavre. »

Dans le fait que nous rapportons et qui s'est terminé
par la guérison , on peut admettre que les hydatides dé-
veloppées dans le foie sont parvenues dans la vésicule ,
l'ont distendue de manière à produire la fluctuation qui
était évidente pendant la maladie ; que de là elles ont
été éliminées au-dehors. Ce qui milite en faveur de cette
opinion , c'est leur sortie conjointement avec les calculs
biliaires et l'heureuse terminaison de la maladie. C'est
ainsi que l'on a vu sortir par les urines des débris d'acéphalocystes développés dans les reins ; d'autres, produits
dans le poumon ou même dans le foie , ont été expulsés
par la voie de l'expectoration ; d'autres ont été vomis ou
rendus par les selles.

M. Andral dit avoir trouvé dans la vésicule des en-
tozoaires qui , tantôt nés dans le tube digestif , se sont
introduits dans le foie, et qui tantôt ont pris naissance
dans les canaux biliaires eux-mêmes (1).

Les auteurs ne se sont point prononcés sur les signes
qui indiquent la présence des hydatides dans les maladies
du foie , et , jusqu'à ce jour, ce n'est que l'expulsion de
ces parasites , pendant la maladie ou l'autopsie cadavéri-
que, qui a fait connaître leur présence.

Un fait qu'il est utile de noter parce qu'il peut jeter
quelque lumière sur le diagnostic, est le silence que les
deux auteurs des observations citées gardent sur l'état
ictérique des deux malades atteints d'une affection chronique du foie avec hydatides ; il est probable qu'un signe
aussi évident eût été relaté s'il eût existé.

(1) *Anatomie pathologique* , tom. II , 2me partie, pag. 615.

On sait, en effet, que dans les affections chroniques de cet organe, la bile est résorbée en plus grande quantité que dans l'état de santé, et que ce principe colorant s'attache fortement aux solides et aux fluides. Ce phénomène constitue l'ictère.

Cependant, il est des maladies du foie dans lesquelles ce signe n'existe pas ; aussi a-t-on admis, par une sorte de pléonasme, une jaunisse jaune, verte, noire, blanche, rouge, bleue, etc.

Cette diversité de couleurs doit évidemment dépendre des variétés d'altérations de cet organe ou de ses lésions de sécrétions.

Dans le fait que nous rapportons, le teint était pâle, et le foie ou la vesicule contenait des hydatides. Les recherches que nous avons été dans le cas de faire, nous feraient admettre ce signe comme caractéristique de la présence des hydatides ou d'autres parasites dans certaines maladies du foie.

« Pierre Franck rapporte l'observation d'une jeune
« fille morte à l'hôpital de Milan, en 1782, à la suite
« d'une fièvre continue qui l'avait jetée dans le marasme;
« elle avait une diarrhée depuis six mois et une douleur
« à la région hépatique. Cette douleur devenait quel-
« quefois si vive, que la malade s'exprimait par des con-
« torsions et une anxiété violente. Malgré la longueur
« de la maladie, on n'observa jamais *de nuance hépatique.*

« A l'ouverture du cadavre on remarqua que le con-
« duit hépatique avait le volume d'une plume à écrire;
« il présentait de plus, à sa naissance, une poche au
« milieu de laquelle étaient fixés cinq vers roulés, vi-
« vants, de couleur vert-jaunâtre, de la grosseur d'une

« paille plate et de la longueur d'un ver à soie (1). »

« Un homme, dit Lassus, avait le *teint pâle* et se
« plaignait sans cesse de pesanteur et de douleur dans la
« région épigastrique où on trouvait une tumeur dure,
« rénitente, inégale ; il respirait avec peine ; il fit un
« jour une chute de cheval et mourut dans l'espace de
« cinq à six heures. A l'ouverture du corps, on trouva un
« kyste qui était attaché au foie et qui contenait un peu
« de liquide et une douzaine d'hydatides (2). »

Les auteurs que nous venons de citer ne font aucun
rapprochement entre la pâleur de la face et la présence
des hydatides dans le foie. Cependant si, aux observations que nous venons de citer, nous ajoutons le signe
que tous les helminthologistes indiquent comme caractéristique de la présence des vers dans les intestins, la
pâleur de la face, nous pouvons, par un double motif,
indiquer cette couleur du visage comme devant servir au
diagnostic des maladies du foie.

L'analyse des phénomènes qui ont caractérisé la longue
maladie que nous venons de décrire, nous offre encore
des considérations d'un haut intérêt qu'il est utile d'apprécier. Pendant les années qui précèdent la colique hépatique, distribution inégale des forces ; d'une part, fai-
blesse musculaire, prostration, malaise général ; d'autre
part, état actif des fonctions organiques, transpirations

(1) Hufeland, dans son *Traité de la maladie scrofuleuse*, cite
deux observations d'hydatides chez des enfants, avec pâleur de
la face.

(2) Lassus, *Journal de Médecine*, an 9 (1801), Recherches et
observations sur l'hydropisie avec kystes du foie.

abondantes allant jusqu'à l'exsudation sanguine; appétit soutenu pour les substances animales , surabondance de matériaux organiques ; adiposis, favorisé par la nature des aliments , le tempérament lymphatique , la cessation des règles et le défaut d'exercice.

Dans l'appareil hépatique, augmentation de la vie de reproduction , formation d'hydatides , sécrétion morbide , inégalité entre les forces de l'activité plastique et les forces assimilatrices , cette dernière étant sans énergie pour soumettre ses produits à l'unité organique.

Pendant la maladie , élévation de la force médicatrice de la nature manifestée sous forme de spasme dans l'appareil biliaire et les voies digestives , contraction périodique à intervalle régulier de la vésicule , crise qui expulse des produits hétérogènes , rétablit l'équilibre rompu , maintient le type primitif de la constitution.

La périodicité qui s'est montrée dans cette maladie mérite aussi de fixer notre attention.

La périodicité est un des attributs de la vie , toutes les fonctions sont assujetties à cette loi , où s'observe le double mode d'activité et de repos, elle a pour but la pérennité.

Dans l'état morbide , la périodicité se présente avec des traits plus expressifs ; c'est une exaltation de la force vitale , son élévation à la plus haute puissance. Lorsque cet acte intermittent est légitimé par un principe délétère nuisible à l'essence de la vie , un corps étranger dont la présence est devenue hostile aux viscères , la périodicité semble, pour ainsi dire , s'élever à l'état de fonction. Elle tend alors à ramener l'organisme à son état primordial.

Ainsi , dans la maladie qui fait le sujet de ce Mémoire, nous avons vu la vésicule expulser, par des efforts périodiques , les corps étrangers qui s'étaient formés ou introduits dans son intérieur; ces efforts avaient pour but le retour de ce viscère à son état primitif de vacuité.

C'est ainsi que , dans l'acte de la parturition, on observe des contractions périodiques , des douleurs expulsives dont la marche est intermittente ; on y observe des intervalles d'activité et de repos qui se succèdent, alternent et permettent ainsi à la nature de recueillir ses forces , la dispose à de nouveaux efforts pour accomplir sa tâche et arriver à son but.

Qui ne sait que , dans la fièvre , plus la rémission est sensible , plus grande est l'espérance de salut ; la fièvre éphémère , beaucoup de fièvres intermittentes , le catarrhe périodique des vieillards , les accès de goutte réguliers (1) ont des résultats avantageux.

Dans ces diverses maladies , la nature semble avoir adopté un plan qu'elle suit avec méthode et intelligence.

Il est difficile de ne pas reconnaître dans cette loi la domination de la puissance primordiale de la vie ayant pour but la réhabilitation; se manifestant en faisant naître, au milieu de circonstances anormales , des réactions utiles à la conservation de la vie.

Si l'exemple que nous venons de citer nous révèle d'une manière évidente le rôle important que joue la puissance médicatrice interne dans la guérison des maladies , est-ce à dire que le médecin ne soit que le sim-

(1) Barthez.

ple spectateur d'un travail qui s'opère, et que notre art
ne soit tout au plus utile qu'à fournir des données spé-
culatives sur le caractère et l'issue d'une maladie ?

La doctrine médicale qui enseigne la connaissance des
causes qui jettent le trouble dans l'organisme, apprend
à observer les luttes qu'elles soulèvent, à en apprécier
les avantages et les dangers.

Cette doctrine est la seule qui enseigne au médecin à
se rendre compte de la situation ; elle fait de son adepte
le ministre de la nature, cherchant à détruire les causes
morbides ou à les éloigner. Plein de respect pour les
lois de la vie, il intervient pour diriger ses actes, atté-
nuant ses efforts lorsqu'ils ont trop de violence, les re-
levant lorsqu'ils sont trop faibles ou languissants. Em-
brassant la nature sous ce point de vue, chaque médica-
tion lui est dictée par l'exigence du moment; il ne
crée pas l'indication, il la rédige ; mais il lui appartient
d'en régler l'application.

Les hydatides n'ayant aucune adhérence avec les tis-
sus ne peuvent être confondues avec les kystes, ces acéphalocystes jouissent de cette indépendance de vie qui
constitue l'être, ce sont de véritables animalcules.

La pâleur de la peau des malades chez lesquels on les
observe, paraîtrait indiquer qu'il existe dans ces circonstances, une inertie du système sanguin et une activité anormale du système lymphatique ; l'exagération de
la force plastique arrive à ce point culminant où elle
produit une véritable création. La naissance de l'hyda-
tide et des autres parasites trouve une origine primordiale dans la grande quantité d'albumine sécrétée, il s'o-

père là une véritable métamorphose, ces animalcules passent à un état de vie indépendante.

Chez les malades qui se trouvent dans des conditions opposées à celles que nous venons de décrire, où, l'équilibre étant rompu entre les deux systèmes, l'augmentation de la force vitale existe dans le sang; au lieu de la pâleur de la face, on observe l'animation du visage, la coloration de la peau et tous les signes de la pléthore. Si l'on ne peut parvenir à diminuer la turgescence sanguine, il se développe souvent des produits hétérogènes d'une nature différente, ce sont les fausses membranes, les furoncles, les anthraxes, différents exanthèmes, pseudomorphoses qui révèlent un sol inflammatoire, une exagération de la vie du sang.